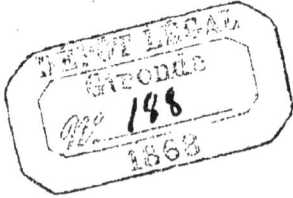

DE LA

FIÈVRE TYPHOÏDE

DES CARACTÈRES QUI LA DISTINGUENT DES AUTRES FIÈVRES.

TRAITEMENT.

PAR

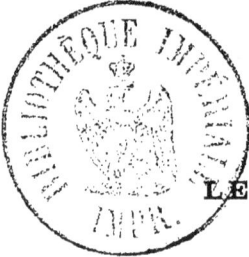

LE Dr Edm. SOLLES

CONCOURS

POUR LA PLACE DE MÉDECIN ADJOINT PRÈS LES HÔPITAUX ET HOSPICES DE BORDEAUX

Épreuve écrite. — Novembre 1867.

BORDEAUX

G. GOUNOUILHOU, IMPRIMEUR DE L'ÉCOLE DE MÉDECINE

rue Guiraude, 11.

1868

A MON AMI

LE DOCTEUR LACHAUD

A SAINT-AIGNAN D'HAUTEFORT (DORDOGNE).

Je te dédie ce modeste travail. Tu y trouveras le sujet de nos entretiens d'autrefois, et la tendance à substituer en thérapeutique l'hygiène et les grands agents de la nature, chaleur, électricité, air, etc., à la bourrache et à la guimauve.

Accepte-le comme un nouveau gage de notre constante amitié.

Dr EDM. SOLLES.

FIÈVRE TYPHOÏDE

Messieurs,

La fièvre typhoïde est de création récente; elle existait autrefois, mais la multiplicité de ses formes n'avait pas encore trouvé un observateur attentif qui montrât le lien commun qui les réunit toutes et en formât une entité morbide.

Les éléments composant cette affection encombraient le champ de la nosologie sous les noms variés de *fièvre putride, maligne, ataxique, adynamique, adeno-méningée-bilieuse,* etc.

C'est aux recherches patientes de Louis que nous devons une connaissance plus intime de cette affection; c'est lui qui devina l'identité de sa nature sous les masques variés de ses formes. Aussi laisserons-nous de côté l'étude des travaux anciens sur les fièvres. Nous devons cependant un souvenir aux recherches de Morgagni, qui avait signalé, dans une de ses lettres, des lésions intestinales, sur lesquelles il n'avait pas insisté; aux travaux de Stoll, qui étudia si complaisamment toutes les fièvres à formes bilieuses.

C'est surtout dans la nosographie de Pinel qu'il est facile de voir les symptômes de la fièvre typhoïde disséminés et élevés chacun en particulier à la hauteur d'une maladie.

Un esprit généralisateur aurait trouvé dans ce travail, remarquable à différents titres, tous les éléments de la synthèse qui constitue notre fièvre typhoïde. Ce fut la gloire de Louis.

Après l'amour extrême des classifications des fièvres, une des causes qui ont retardé le plus la connaissance plus approfondie de la fièvre typhoïde, et que nous devons citer, c'est l'énorme influence de Broussais.

Le brillant chef de l'école physiologique ne voulait voir partout que des inflammations. La gastrite, la gastro-entérite étaient très en honneur. La fièvre typhoïde était pour lui le résultat de la perturbation des fonctions digestives, une altération profonde de la nutrition. Ces idées n'eurent pas seulement l'inconvénient de diviser les esprits, de faire méconnaître la nature de la fièvre typhoïde, mais, chose plus grave, de mettre en honneur une thérapeutique incendiaire, l'abus des émissions sanguines.

Bouillaud et Forget, de Strasbourg, sans infirmer d'une manière péremptoire la nature septique de la fièvre typhoïde, la traitaient cependant comme une inflammation intestinale. Ces deux maîtres eurent de nombreux élèves qui, comme toujours, exagérèrent leurs côtés défectueux.

Bretonneau et Trousseau, le plus illustre représentant de l'École de Tours, dont nous déplorons amèrement la perte récente, allant plus loin que Louis, virent dans la fièvre typhoïde une maladie éruptive, dont les localisations premières se faisaient vers l'intestin, plus tard à la peau, en suivant des périodes déterminées. Ils l'appelèrent *dothinenterie*.

En dehors de l'éruption intestinale et cutanée, remarquez, Messieurs, que les nombreux travaux relatifs à la contagion de cette maladie sont venus étayer cette doctrine, à laquelle, d'ailleurs, je me rattache complètement.

Les Allemands ont surtout étudié les détails, les complications, les nécroses du larynx en particulier; mais c'est à nous, Français, que sont dues les grandes lignes d'ensemble auxquelles viennent se rattacher tous ces travaux. Nos idées, passant dans la pratique, ont heureusement modifié la thérapeutique. Monneret préconisa et expérimenta l'alimentation.

Une sage expectation, armée, attentive, vint diminuer le nécrologe de cette maladie. Je n'en finirais pas si je voulais citer les innombrables articles de journaux qui ont trait à la fièvre typhoïde.

Entre toutes les pyrexies, la fièvre typhoïde a été particulièrement le champ de manœuvre des hématologistes modernes. Andral, Gavarret, Becquerel, Rodier, Lecanu, Conte, Lassaigne, ont démontré que l'altération générale du sang des typhoïdés consistait en une diminution de la fibrine, qui, de 3 millièmes, chiffre normal, pouvait s'abaisser jusqu'à 1 et 1/2 p. 1,000.

Cette loi est vraie pour toutes les pyrexies, tandis que, dans les inflammations, le chiffre de la fibrine s'élève. Ce qui, une fois de plus, vient renverser les opinions de Broussais.

Becquerel, Germain See, avec les Allemands, ont voulu pénétrer plus profondément dans les lésions du sang. Mais je m'arrête là, Messieurs; la chimie est encore dans l'enfance, et la complexité des actes organiques ne permet pas d'analyser davantage les lésions du sang, sans nous exposer à de nombreuses causes d'erreur dont témoignent, d'ailleurs, la diversité des analyses chimiques de ce liquide.

CAUSES. — S'il est en médecine quelque chose d'obscur, c'est l'étiologie. Nous ne savons presque rien sur les causes de cette affection. Le plus souvent, elle atteint l'homme depuis la seconde enfance jusqu'à l'âge adulte. La vieillesse en est exempte; mais les exceptions ne manquent pas. Tous les sexes y sont également sujets. Elle sévit en toutes saisons, plus spécialement au printemps et à l'automne.

Comme tous les empoisonnements morbides, la fièvre typhoïde trouve dans les organismes débilités, vivant dans des conditions précaires d'alimentation, d'aération, d'habitation, etc., une réceptivité plus grande, un terrain mieux préparé.

Les agglomérations humaines, où naissent, où se propagent si facilement le typhus, le choléra et toutes les maladies éruptives, infectieuses et pestilentielles, facilitent aussi et la naissance et l'extension de la fièvre typhoïde. Les sujets arrivés récemment dans un grand centre de population, comme Paris, par exemple, sont exposés à l'intoxication typhoïdique. C'est en partie sur eux que Louis fit ses premières recherches.

Je ne puis quitter l'étude des causes sans toucher à la contagion. Longtemps on a hésité. Aujourd'hui il n'y a plus de doutes; la fièvre typhoïde est contagieuse. Tout le monde connaît le fait du prytanée de la Flèche, la propagation à Versailles de la fièvre typhoïde, après l'arrivée d'un élève atteint. Grisolle affirme la contagion; Trousseau n'en doute pas. Le Dr Piedvache a pu suivre la marche de la fièvre typhoïde, s'irradiant du malade qu'il observait dans tout l'arrondissement; sévissant d'abord sur les personnes qui entouraient son malade, et, de là, gagnant les populations de famille en famille. Notez, Messieurs, que dans ces différents cas il n'y avait pas ombre de fièvre typhoïde dans les lieux d'observation. Des épidémies partielles ont pu être suivies à Paris et à Bordeaux; mais, si la contagion est irrécusable, c'est surtout à la campagne, où les rapports d'individu à individu peuvent être plus facilement observés.

D'ailleurs, *à priori*, cela devait être. L'analogie de la fièvre typhoïde avec les fièvres éruptives faisait prévoir la contagion. Elle est contagieuse, mais on n'a pas fait d'expériences, évidemment immorales, d'inoculation.

Laissez-moi faire justice, en passant, d'un préjugé. On a accusé la vaccine d'avoir augmenté le nombre des fièvres typhoïdes, tout en diminuant la variole. La pratique proteste chaque jour. Nous voyons des gens vaccinés être atteints de fièvre typhoïde, et d'anciens typhoïdés atteints de variole. Ce qu'il y a de vrai, c'est qu'une fièvre typhoïde met ordinairement à l'abri d'une seconde . . . . *(illisible).*

SYMPTÔMES. — Je me dispense, Messieurs, de définir la fièvre typhoïde; car, pour la définir, il faut la décrire. C'est ce que je vais faire.

Cette maladie se développe insidieusement. Elle ne débute pas tout à coup.

Le malade se plaint d'un sentiment de malaise, d'inappétence, de céphalalgie. Les fonctions digestives sont troublées. Il y a un léger dévoiement qui attire peu l'attention, rarement de la constipation. La lassitude, comme dans une courbature générale, commande impérieusement le repos. Puis, surviennent des frissons erratiques de peu de durée. La fièvre s'allume, le pouls est fréquent, la peau chaude.

Avant d'entrer dans le cœur du sujet, je dois vous dire que je décris un type, la plus fréquente des formes de la fièvre typhoïde, le type adynamique. Ce type existe rarement complet; il est aux manifestations multiples de la maladie, ce qu'est la Vénus de Milo, par exemple, à la généralité des femmes. Plus loin, je détaillerai les formes variées de la maladie.

La première période, qu'on pourrait appeler congestive, fluxionnaire, est caractérisée par la fièvre, la chaleur. La peau est chaude, halitueuse; le visage vultueux, les yeux brillants. Il y a des épistaxis; chez les femmes, une métrorrhagie légère, comme l'a fait voir Gubler, remplace l'épistaxis. Cet ensemble de symptômes faisait croire à Broussais que le germe de la fièvre typhoïde était inflammatoire.

La langue est blanche; il y a des selles diarrhéiques, rarement des vomissements, sauf chez les enfants.

On trouve une douleur obtuse à la pression dans la fosse iliaque droite; quelquefois du gargouillement, symptôme dont on a singulièrement exagéré l'importance.

Bientôt la scène change; souvent même cette période d'excitation est tellement rapide que le médecin n'y assiste pas. La lassitude s'accentue. L'esprit, devenu plus paresseux, est en proie à des rêvasseries bizarres. La figure revêt un cachet d'hébétude, de prostration. Le malade est dans le décubitus dorsal. Les yeux sont fermés, la face est pâle. Les lèvres sont entr'ouvertes et semblent souffler quelques paroles. La période d'adynamie se caractérise de plus en plus.

Plongé dans une torpeur, dont une excitation un peu vive peut le tirer, le malade vit en dehors du monde extérieur. Il répond à peine, comprend cependant si vous insistez. A votre prière, sa langue sort, mais tremblante, de la bouche, et ne rentrerait pas toujours sans une nouvelle excitation. Blanche d'abord, elle se colore plus tard. Les épistaxis peuvent devenir plus abondantes. Le bord des narines et des lèvres, d'abord pulvérulent, s'encroûte de fuliginosités. L'enduit muqueux de la langue devient noirâtre, s'épaissit, se sèche et se fendille. Un délire léger accompagne cet état; les lèvres se meuvent doucement; il y a de la mussitation. L'œil s'ouvre sans rien fixer. Il y a surdité, sur laquelle Trousseau a insisté.

Le malade tousse de temps à autre et faiblement. A cette période, vous trouverez de la congestion pulmonaire, de nature hypostatique, et qui peut aller jusqu'à cet état particulier nommé par Grisolle *splénisation*.

La rate, comme le poumon, est engouée et augmentée de volume. La prostration se prononce davantage. Les selles, plus nombreuses, deviennent involontaires. Dans l'exagération de ce type et dans sa forme la plus grave, on a vu les selles sanguinolentes et noirâtres. Le ventre se météorise, des taches roses, lenticulaires, sont dispersées sur l'abdomen, surtout à l'hypogastre et aux hypocondres. Elles s'effacent sous la pression du doigt. Quelquefois ces taches, dans les cas les plus graves, se transforment en véritables pétéchies, ecchymoses intra-dermiques, qui coïncident le plus souvent avec les hémorrhagies multiples de l'intestin.

Le pouls, petit et fréquent, présente le phénomène du dicrotisme, qui est la règle, comme l'a établi Marey, mais qui n'est perceptible au doigt que dans son état d'exagération.

La peau, d'une chaleur mordicante, est sèche et exhale une odeur de souris.

Les taches ne sont pas constantes; rares à Bordeaux comme dans les hôpitaux de Paris, leur apparition se fait à la fin du second septenaire.

Le délire augmente; il est en général doux, rarement furieux. Il ne faut pas croire qu'il soit ici une manifestation de la forme ataxique; il est dû exclusivement, dans le type que je décris, à l'anémie cérébrale. Enfin, avec la tendance aux hémorrhagies, apparaissent les déterminations gangréneuses. Les points de contact du corps avec le lit rougissent, s'enflamment; gangrène et ulcérations marchent de pair.

Les points d'escharrification les plus communs sont le sacrum en tête, puis les trochanters, les talons, etc.

Il n'y a pas que les points de contact atteints par la gangrène. J'ai pu voir, dans ma pratique du Bureau de Bienfaisance, un enfant typhoïdé, que j'ai fait voir à M. le Dr Marx, mourir d'un noma, gangrène de la bouche, qui avait envahi le pharynx.

Les cartilages du larynx peuvent aussi se nécroser, leur muqueuse s'infiltrer de sérosité et donner naissance aux symptômes effrayants de l'asphyxie, dus à l'œdème de la glotte. Les viscères, pris de parésie, ne fonctionnent plus. Le météorisme augmente, il y a tympanite. La vessie, inerte, se laisse distendre jusqu'à la gangrène de ses parois. Il faut donc surveiller cet organe, et, de temps à autre, explorer l'hypogastre et pratiquer le cathétérisme s'il en est besoin.

Enfin, voici la période ultime. Les selles décroissent, le pouls devient irrégulier et filiforme. Le malade a des soubresauts de tendons, de la carphologie et meurt dans le marasme.

Jaccoud a fait voir, par ses observations thermiques, les ascensions et la descente de la calorification, suivant la période. Il signale l'abaissement progressif de la chaleur à mesure que le terme fatal s'approche. Travail curieux, peut-être, mais inutile ici, car la main remplace très bien et plus pratiquement le thermomètre.

Quand l'issue doit être heureuse, les symptômes s'amendent à la fin du deuxième septenaire ou au commencement du troisième. La peau devient moins sèche, la fièvre tombe. En même temps que le ventre est moins douloureux, que les selles diminuent, la stupeur décroît et les malades reviennent peu à peu à la vie.

La convalescence m'arrêterait si je n'avais hâte, Messieurs, d'arriver à l'étude des formes. Je vous indique donc, en passant, la chute presque inévitable des cheveux, l'appétit vorace, le développement rapide de la musculature et de l'embonpoint, les troubles de l'intelligence et surtout de la mémoire, quelques formes de manie, les paralysies, surtout la paraplégie, analogues aux paralysies consécutives à la diphthérie, que Gubler a bien étudiées, et enfin les troubles gastro-intestinaux, qui survivent assez longtemps à la maladie principale.

FORME, MARCHE, COMPLICATION. — Quand l'intensité du mouvement fébrile, la rougeur, la chaleur, la douleur intestinale dominent, on a affaire à la forme inflammatoire, qui, plus commune autrefois qu'aujourd'hui et caractérisant le début de la maladie, peut expliquer, sans les légitimer, les aberrations thérapeutiques de nos prédécesseurs.

Il est une seconde forme; moins violente, presque toujours bénigne, caractérisée par des vomissements et des selles muqueuses, par une diarrhée médiocre, de la douleur épigastrique et une langue saburrale. C'est la forme muqueuse. Elle se rapproche beaucoup d'une simple gastro-entérite fébrile. Elle règne communément à Bordeaux, et se termine presque toujours heureusement.

La fièvre typhoïde à forme bilieuse semble être l'augmentatif de cette dernière. Bien étudiée par Pinel, Worms et Delarroque, elle a pour cachet spécial un état subictérique de la peau, des selles bilieuses, des vomissements.

Aujourd'hui, elle est relativement rare et sert souvent de période de transition à une forme plus grave, l'adynamique.

Je ne reviens pas sur l'adynamie que j'ai décrite. Les anciens la regardaient comme le type de la putridité.

Les symptômes cérébraux, le délire violent, les convulsions, les paralysies, sont le propre de la forme ataxique, sans contredit la plus grave de toutes. Au début, elle peut être confondue avec une méningite.

L'ataxique existe rarement seule; l'adynamie et l'ataxie marchent le plus souvent ensemble.

Le début de la fièvre typhoïde est souvent difficile à reconnaître, surtout dans les cas dont Trousseau a fait une magistrale description, dans lesquels elle revêt l'aspect des fièvres palustres. Ce n'est qu'après des accès fébriles intermittents très trompeurs qu'elle suit la marche classique.

Je ne puis terminer cette analyse des formes de la fièvre typhoïde sans vous faire observer, Messieurs, qu'utiles pour l'étude, ces formes sont rarement isolées. Elles s'enchevêtrent, se succèdent, coïncident. Il n'est pas de médecin qui n'ait vu cela.

La durée de cette maladie varie de trois à cinq septenaires, sans y comprendre la convalescence, qui est, en général, fort longue. Sa durée est subordonnée aux formes. La plus courte est la forme muqueuse, la plus longue l'adynamique.

Les variations de durée dépendent et des organismes et des constitutions médicales, et, enfin, qu'on nous pardonne le mot, c'est une affaire de dose, comme dans tous les empoisonnements.

Aussi, ne saurais-je trop m'élever contre les périodes trop exactes que Bretonneau et ses élèves ont voulu introduire dans l'étude des maladies infectieuses. Il n'en est pas ainsi dans la nature. La pratique en fait foi, et c'est pousser trop loin l'analogie entre la variole et la fièvre typhoïde que de limiter trop exactement les périodes.

De toutes les complications, la plus terrible est la perforation intestinale. Elle arrive près de la fin de l'affection, au moment où le ramollissement et l'ulcération envahissent les plaques de Peyer, et donnent naissance aux épanchements péritonaux et à une péritonite rapidement mortelle. L'immobilité absolue et l'opium ont été indiqués, mais sans succès, pour combattre cette complication. Spontanée presque toujours, la perforation est due quelquefois à des écarts de régime au moment où s'établit la convalescence. Le praticien ne saurait prêter trop d'attention au choix et à la quantité des aliments pendant cette période. Je ne ferai que citer, car le temps me presse, comme complication, les parotides, les otites suppurées, les phlegmasies consécutives, l'intoxication purulente, rare à la vérité, les paralysies dont j'ai déjà parlé, les troubles variés de la sensibilité et de l'intelligence, les douleurs gastralgiques et la pneumonie. J'aurais de nombreuses observations à présenter sur l'influence de la fièvre typhoïde, sur la grossesse, sur le développement ultérieur des tubercules pulmonaires; mais je passe.

ANATOMIE PATHOLOGIQUE. — La lésion caractéristique de cette maladie est l'altération des plaques de Peyer, objet des travaux d'Andral, de Chomel, de Louis et de Cruveilhier.

Les follicules clos agglomérés, ou plaques de Peyer, dont le siége est le cinquième inférieur de l'intestin grêle jusqu'à la valvule de Bauhein, passent successivement par la rougeur, la tuméfaction, le ramollissement, et enfin l'ulcération. Ils prennent l'aspect mamelonné, gaufré, mou, aréolaire, suivant la période, l'étendue des exsudats, le mode de ramollissement et de détersion des parties malades. L'ulcération peut même aller, comme nous l'avons vu, jusqu'à la destruction des tuniques musculeuse et séreuse.

Les ganglions mésentériques sont noirs, tuméfiés, hypérémiés. Quelquefois on y trouve des collections purulentes, disséminées, le plus généralement, en petits foyers. La rate est hypertrophiée et ramollie; le poumon engoué et dans un état analogue.

En général, tous les viscères sont congestionnés et ramollis. Comme dans tous les états fébriles de longue durée, les muqueuses gastro-intestinale et aérienne présentent du ramollissement et des desquammations plus ou moins étendues. Les ventricules cérébraux renferment de la sérosité. L'axe cérébro-rachidien est hypérémié, très vasculaire.

Le sang est noir, diffluent, diminué en fibrine et en sels.

Andral a observé l'ulcération des plaques de Peyer au cinquième jour de l'invasion de la fièvre typhoïde. En général, elle est plus tardive.

Il est difficile de faire voir la correspondance des lésions et des symptômes. Cependant, il est constant que le météorisme correspond au ramollissement des follicules.

DIAGNOSTIC. — En vérité, malgré le dire des auteurs, *la fièvre éphémère* ne peut être confondue avec le mal qui nous occupe. La *synoche* se juge, ainsi que l'éphémère, avec un peu de patience et de temps. D'ailleurs, ces deux états fébriles manquent de symptômes abdominaux. *La gastro-entérite fébrile,* qui ne s'accompagne ni de prostration, ni de taches lenticulaires, ni d'ataxie, ne peut être méconnue.

Le *typhus fever,* la fièvre pétéchiale, comme l'appelle Graves, se distingue rapidement, grâce à l'absence des phénomènes abdominaux et à l'abondance des pétéchies. D'ailleurs, ce diagnostic ne doit point nous inquiéter, puisque le typhus fever n'existe pas dans nos contrées.

La *méningite,* au début, prête le flanc à l'erreur. On peut la confondre avec la forme ataxique de la fièvre typhoïde ; en effet, le délire, les convulsions partielles, le strabisme, le coma, sont communs à ces deux maladies. La méningite débute par des vomissements, la constipation est la règle. Le contraire existe dans la fièvre typhoïde. Les épistaxis, les taches abdominales, la douleur de la fosse iliaque droite, le météorisme, viendront tout à fait fixer le diagnostic.

La *granulie généralisée* d'Empis, avec prédominance d'accidents cérébraux, *la forme galopante de la phthisie,* avec ataxie, peuvent induire en erreur. On devra rechercher alors, à l'aide d'un examen attentif, les symptômes abdominaux.

Quant aux *formes larvées* du début de certaines typhoïdes procédant comme les fièvres palustres, leur diagnostic *à priori* est quasi impossible. La marche du mal ne tarde pas, d'ailleurs, à montrer la vraie nature de ces fièvres.

Le pronostic est, en général, grave, et varie suivant les formes. L'ataxique est la plus grave. L'adynamique vient après. Les complications surtout aggravent le pronostic, souvent plus que la maladie elle-même.

TRAITEMENT ET NATURE DE LA FIÈVRE TYPHOÏDE. — Messieurs, le traitement de cette maladie a suivi les fluctuations des doctrines. Broussais saignait. Bouillaud et Forget, croyant comme lui à la nature inflammatoire de cette fièvre, ont imité sa pratique. Je ne veux pas ici faire le procès de Bouillaud; mais qu'il nous suffise d'affirmer qu'il n'y a que lui qui a obtenu ces *foudroyants* succès, aujourd'hui si contestés.

Il faut le reconnaître, on ne jugule pas plus aujourd'hui la fièvre typhoïde que la pneumonie.

Serres, persuadé, d'après une intuition d'ailleurs raisonnable, d'avoir affaire dans la fièvre typhoïde à un agent toxique, croyait avoir trouvé dans le sulfure de mercure un spécifique s'adressant directement au mal.

Delarroque regardait la stagnation des produits de l'inflammation intestinale comme cause première du développement des germes putrides dont l'absorption infectait l'économie. Aussi purgeait-il énergiquement.

Worms purgeait, mais pour un autre motif. La bile, on ne sait trop pourquoi, joue, pour lui, le rôle d'agent morbide infectant.

Trousseau, après Bretonneau, respectant l'évolution d'une fièvre éruptive, n'intervient que pour combattre les complications et se tient toujours prêt à une intervention armée.

Aujourd'hui, on incline à regarder la fièvre typhoïde comme un empoisonnement d'origine animale.

N'y a-t-il pas, en effet, des ressemblances frappantes entre les symptômes de la fièvre typhoïde et ceux des intoxications putride et purulente?

Cette opinion, la plus accréditée, celle qui satisfait le mieux l'esprit, qui se prête mieux que toute autre aux analogies, regarde cette maladie comme le résultat de l'élimination des principes morbifiques absorbés. Ce travail éliminatoire procède à la façon des fièvres éruptives, et a pour siège la peau et surtout la muqueuse de l'intestin grêle.

L'ensemble de ce travail constitue la maladie. Son premier

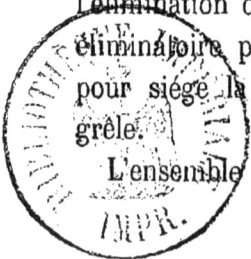

effet est de terrasser l'organisme, d'altérer le sang, d'amener une faiblesse extrême. De là, l'indication importante de soutenir les forces, d'alimenter. On doit nourrir après que la période congestive est passée et que l'adynamie survient.

En dehors de cette indication *dominante,* beaucoup de moyens ont été employés.

Les acides minéraux et végétaux ont été en usage pour combattre la putridité, mais sans résultats satisfaisants.

Les Anglais ont abusé des mercuriaux.

Pour nous, le traitement varie et avec la forme et avec l'état des forces. La limonade vineuse, les préparations de quinquina, les bouillons, les potages légers sont des auxiliaires puissants.

Je dois une mention particulière au traitement par les purgatifs salins qui, combinés avec l'expectation et l'alimentation, donnent le plus de succès.

Comme moyens adjuvants, Grisolle et Trousseau se sont très bien trouvés de l'emploi des grands bains tièdes, quand la peau est sèche et la chaleur ardente.

De toutes les complications, la perforation de l'intestin mérite surtout un traitement très énergique, malheureusement inefficace, malgré que Trousseau ait obtenu un cas de guérison. L'opium à haute dose, la pommade mercurielle belladonnée en frictions sur le ventre, préconisée par Vulpeau; l'immobilité et une diète absolue sont alors de rigueur.

Le musc à hautes doses a compté quelques succès dans la forme ataxique. Les stimulants diffusibles dans la forme adynamique et quand la peau est sèche peuvent être d'un grand secours.

Je ne terminerai pas sans vous exposer quelques idées qui sont miennes sur le traitement de la fièvre typhoïde, et en général de tous les empoisonnements miasmatiques d'origine animale ou végétale.

Vous savez, Messieurs, le rôle immense de l'oxygène dans les combustions des éléments de nos tissus. Il est l'unique agent de la dénutrition.

On a vu des résultats merveilleux produits par le changement d'air.

Il me souvient d'une malade de la salle 8 de l'Hôpital Saint-André de Bordeaux, où j'avais l'honneur d'être élève quand M. le Dr Moussous était chef de service. Cette malade atteinte d'une fièvre typhoïde, plongée dans l'adynamie la plus profonde, couverte d'eschares en voie d'extension, fut *impérieusement* réclamée par son frère, qui habitait les Basses-Pyrénées. Malgré la vive opposition du chef de service intérimaire, alors M. le Dr Borchard, la malade fut enlevée de la salle et conduite, dans un état *vraiment désespéré,* à la gare, et de là dans son pays.

Promesse avait été faite d'écrire, et quel ne fut pas notre étonnement d'apprendre, un mois après, que notre malade était dans un état de santé des plus florissants.

Cette malade m'a fait réfléchir, et je n'ai pu trouver, pour expliquer sa guérison, que l'influence d'une oxydation plus puissante.

Un air pur doit donc être prescrit. C'est là un agent puissant; mais la respiration d'une atmosphère d'oxygène pur ou mélangé d'air favoriserait plus énergiquement et plus rapidement l'élimination des agents toxiques, avant que ceux-ci aient produit tous leurs ravages.

Ces idées ne reposent que sur des données physiologiques, il est vrai; mais elles ont bien leur valeur. Qu'on réfléchisse avec quelle étonnante rapidité se relèvent les fonctions de la vie, sous l'influence de l'air comprimé, dans les maladies qui épuisent l'organisme. Pravaz a obtenu à Lyon de ces succès qui, débarrassés de certaines réclames, font travailler l'esprit de l'observateur et donnent un grand appui à ces idées, qui, non formulées encore, sont en germe dans l'esprit de tous.

Pensez encore, Messieurs, à cette fameuse expérience. Sur un chien placé dans une atmosphère d'oxygène, le pouls s'élève, la respiration s'accélère, les convulsions pulmonaires et intestinales s'activent, la calorification augmente.

Il n'y a là rien de plus qu'une dénutrition rapide, qu'une vie exagérée. Je me demande pourquoi les éléments étrangers à nos organes, à propriétés toniques et introduits dans le mouvement rotatoire de notre nutrition, échapperaient aux lois éternelles des transmutations organiques.

Je crois donc, et je pose cela comme un *desideratum*, qu'il y a dans l'oxygène un moyen thérapeutique, que l'avenir pourra féconder.

Je me résume. La fièvre typhoïde n'a pas de traitement absolu. Les antiphlogistiques dont on a abusé, les évacuants, les éméto-cathartiques, les antispasmodiques, l'alimentation et les toniques, trouvent, à certains moments, leur indication. Ceci est affaire d'expérience, d'observation, de tact médical; mais le médecin doit se souvenir que la maladie n'est rien qu'une abstraction de l'esprit; que le malade est tout, et que les doctrines trop absolues doivent s'oublier près du lit de douleur.

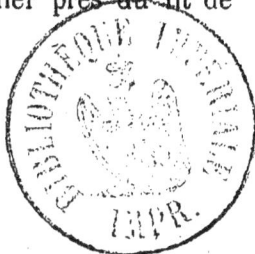